BEI GRIN MACHT SIC
WISSEN BEZAHLT

C000227814

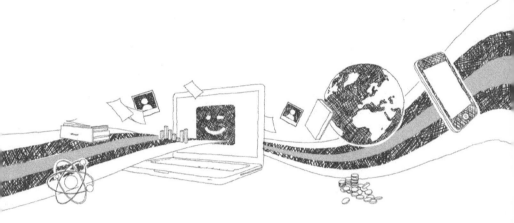

- Wir veröffentlichen Ihre Hausarbeit,
  Bachelor- und Masterarbeit

- Ihr eigenes eBook und Buch -
  weltweit in allen wichtigen Shops

- Verdienen Sie an jedem Verkauf

Jetzt bei www.GRIN.com hochladen
und kostenlos publizieren

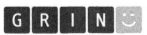

Bibliografische Information der Deutschen Nationalbibliothek:

Die Deutsche Bibliothek verzeichnet diese Publikation in der Deutschen National-
bibliografie; detaillierte bibliografische Daten sind im Internet über http://dnb.d-
nb.de/ abrufbar.

Impressum:

Copyright © 2016 GRIN Verlag, Open Publishing GmbH
Druck und Bindung: Books on Demand GmbH, Norderstedt Germany
ISBN: 9783668244207

Dieses Buch bei GRIN:

http://www.grin.com/de/e-book/334297/fehlhaltungen-am-schreibtisch-projekt-zur-
behandlung-des-auftretenden

Max Ande

Fehlhaltungen am Schreibtisch. Projekt zur Behandlung des auftretenden Schulterimpingements

GRIN Verlag

GRIN - Your knowledge has value

Der GRIN Verlag publiziert seit 1998 wissenschaftliche Arbeiten von Studenten, Hochschullehrern und anderen Akademikern als eBook und gedrucktes Buch. Die Verlagswebsite www.grin.com ist die ideale Plattform zur Veröffentlichung von Hausarbeiten, Abschlussarbeiten, wissenschaftlichen Aufsätzen, Dissertationen und Fachbüchern.

Besuchen Sie uns im Internet:

http://www.grin.com/

http://www.facebook.com/grincom

http://www.twitter.com/grin_com

Projekt zur Behandlung des Schulterimpingements infolge von Fehlhaltungen am Schreibtisch

Modul: Modul 3

Kurs: Management von Gesundheitseinrichtungen

Studienstandort: Berlin

Abgabe am: 14.03.2016

Inhalt

Abkürzungsverzeichnis

M.   *Musculus*

Abbildungsverzeichnis

1. Einleitung

Bei vielen Sportarten ist das Schultergelenk in Trainings- und Wettkampfsituationen erhöhten Belastungen ausgesetzt, was aufgrund des komplex gestalteten Aufbaus dieses Körperteils häufig zu Problemen führt.[1] Ätiologisch betrachtet führt jedoch eine Vielzahl von Faktoren zu Schulterproblemen, wodurch sich je nach Diagnose eine individuell abgestimmte Therapie ableiten lässt.[2] Generell handelt es sich bei der Schulter aufgrund der gegenüber dem Oberarmkopf eher gering ausgebildeten Gelenkpfanne um das beweglichste Gelenk des menschlichen Körpers, dessen Stabilität unter anderem durch die umgebenden Sehnen, Muskeln und Bänder der Rotatorenmanschette gewährleistet wird.[3, 4, 5, 6] Eine Sitzhaltung in Hyperkyphose bei der Arbeit am Schreibtisch vor dem Computer stört diese Stabilität. In Folge dieser Fehlhaltung entwickelt sich über längere Zeit eine muskuläre Dysbalance im Bereich des Oberkörpers. Hierbei kommt es zur Verkürzung der Brustmuskulatur als Agonist bei gleichzeitiger Überdehnung der Rückenmuskulatur als Antagonist. Der Humeruskopf wird nach vorne dezentriert, was die Entwicklung eines *Impingementsyndroms* in der Schulter zur Folge hat.[7, 8] Die Zielgruppe des in dieser Arbeit beschriebenen Rehaprojekts sind Menschen, die aufgrund beruflicher oder sonstiger Tätigkeiten einen Großteil des Tages in sitzender Haltung, mit nach vorne gerollten Schultern vor einem Schreibtisch, verbringen und im Zuge dessen die beschriebenen pathologischen Veränderungen des Schultergelenks entwickeln. Diese Arbeitsbedingungen entsprechen gerade bei in Büro und Verwaltung arbeitenden Personen dem beruflichen Alltag.[9, 10] Die Beseitigung des *Impingementsyndroms* bildet in diesem Zusammenhang die Basis des Projekts, dessen Ziel es ist, die Lebensqualität von Patienten, bei denen sich die beschriebenen pathologischen Veränderungen im Schultergelenk manifestiert haben, zu verbessern, sowie eine gesunde Funktionsweise des Schultergelenks wiederherzustellen.

---

[1] Vgl. Siegler et al. 2014

[2] Vgl. Scheufler 2015

[3] Vgl. Siegler et al. 2014

[4] Vgl. Schneider 2015

[5] Vgl. Siegler et al. 2014

[6] Vgl. Niethard et al. 2005, S. 67

[7] Vgl. Schneider 2015

[8] Vgl. Cardinal o.J.

[9] Vgl. Dühmke o.J.

[10] Vgl. Hirt o.J.

Im Rahmen dieses Projekts werden verschiedene Phasen, die zur Beseitigung des *Impingementsyndroms* durchlaufen werden müssen, definiert und erläutert.

2. Grundlegender Aufbau

Der Aufbau dieses Projekts orientiert sich an vier aufeinanderfolgenden Phasen. Die erste Phase bildet eine Projektstartphase. Darauf folgt eine Planungs- und Projektausführungsphase, deren Resultate in einer Koordinations- und Änderungsphase analysiert werden. Die letzte Phase bildet eine Projektabschlussphase.[11]

3. Definition des Impingement Syndroms

Das *Impingement Syndrom* beschreibt eine pathologische Enge im subacromialen Raum zwischen Oberarmkopf und Schulterdach. In diesem Bereich befinden sich Schleimbeutel der Schulter sowie Muskel- und Sehnenstrukturen der Rotatorenmanschette. Die Rotatorenmanschette setzt sich aus *Ligamentum coracohumerale, Musculus (M.) teres minor, M. subscapularis, M. supraspinatus* und *M. infraspinatus* zusammen und ermöglicht Abduktion sowie Innen- und Außenrotation. Durch die Einengung der beschriebenen Strukturen entsteht eine mechanische Reizung, die bei chronischem Verlauf Entzündungsprozesse und degenerative Veränderungen des Schultergelenks zur Folge hat. Im Verlauf dieser Prozesse nehmen Schmerzintensität und Bewegungseinschränkungen zu. Werden diese pathologischen Veränderungen im Schultergelenk durch muskuläre Dysbalancen in Folge von Fehlstellungen der Wirbelsäule und Schulterblätter verursacht, so spricht man von einem *sekundären Impingement*.[12, 13]

4. Die Projektstartphase

Um ein nachvollziehbares sowie wiederholbares Projektmodell zur Behandlung eines *Schulterimpingements* zu erstellen, muss zunächst eine Einordnung dieses Projekts erfolgen.

---

[11] Vgl. Patzak & Rattay 2014, S. 7

[12] Vgl. Magee et al. 2008, S. 128 ff.

[13] Vgl. Manaster & Crim 2015, S. 94 ff.

Bei diesem Projekt zur Beseitigung eines *Schulterimpingements* handelt es sich um ein Reorganisationsprojekt, bei dem verschiedene Ideen zur Schaffung einer neuen Organisationsform der Lebensführung kombiniert werden. Im Zuge dessen wird ein Konzept erstellt, an dem sich der Reorganisationsprozess orientiert. Die durch den Reorganisationsprozess generierten Resultate werden nach Beendigung des Projekts evaluiert.[14]

Während der Projektstartphase müssen die geplanten Interventionsprozesse mit Fachleuten abgestimmt werden.[15]

Das bedeutet, dass zunächst eine Anamnese der Schulter durch einen Arzt vorgenommen werden muss. Dieser kann durch verschiedene Funktionstests, Röntgenaufnahmen sowie Kernspintomographie, das für die Behandlung des *Schulterimpingements* geplante Rehatraining aus medizinischer Sicht absegnen und Verletzungen, bei denen ein solches Training kontraindiziert wäre, ausschließen.[16] Bei bestehenden Entzündungen im *Subacromialraum* sollte der Patient vor Beginn des Rehatrainings mit *Diclofenac*, einem nichtsteroidalen Antiphlogistikum, therapiert werden.[17] Hierbei bietet sich die Darreichungsform in Tabletten an. Ergänzend zu der medikamentösen Therapie sollten akute Entzündungen im Schultergelenk mit Kälteanwendungen therapiert werden.[18]

Nach erfolgreicher Beendigung dieser therapeutischen Intervention kann der Patient mit dem Rehatraining beginnen.

Des Weiteren muss eine Analyse von Umfang, Kosten und möglichen Risiken vorgenommen werden.[19] Das heißt es müssen eventuelle Verschlechterungen der Schulterproblematik in die Überlegungen miteinbezogen werden. Es müssen sowohl Ernährungs- als auch Trainingsplan erstellt werden. Des Weiteren muss auch eine Kostenanalyse für Nahrungsergänzungsmittel und Geräte beziehungsweise Fitnessstudiomitgliedschaft erstellt werden.

Bezüglich des Zeitmanagements muss auch in Erfahrung gebracht werden, inwieweit Projekte wie Arbeit, Studium oder Schule die gleichzeitige Durchführung dieses Projekts zur Beseitigung eines *Schulterimpingements* erlauben.[20]

---

[14] Vgl. Patzak & Rattay 2014, S. 88

[15] Vgl. ebd., S. 91

[16] Vgl. Hedtmann & Heers 2006

[17] Vgl. Nonnenmacher 2014

[18] Vgl. Clever 2006

[19] Vgl. Patzak & Rattay 2014, S. 91

[20] Vgl. ebd., S. 97

Es sollten für das Projekt darüber hinaus gewisse Meilensteine definiert werden. Meilensteine stellen wichtige Ereignisse während des Projekts dar, die das Erreichen eines Zwischenziels beschreiben.[21] Zwischenziele beim Projekt zur Beseitigung eines *Impingementsyndroms* im Schultergelenk stellen Veränderung, Verlagerung und Verringerung von Schmerzen dar.

Des Weiteren sollten kritische Erfolgsfaktoren beleuchtet werden. Dabei handelt es sich um Parameter die das Scheitern eines Projekts begünstigen.[22]

Im Falle dieses Projekts steht diesbezüglich die psychische Komponente eines *Schulterimpingements* im Vordergrund. Besteht erstmal ein durch muskuläre Dysbalance ausgelöstes *Impingementsyndrom* im Schultergelenk so nimmt die Wiederherstellung des Normalzustandes unter Umständen viel Zeit in Anspruch. Die Dauer des Genesungsprozesses ist nicht genau abzusehen und dauert in der Regel mehrere Monate, was für den Patienten eine konstante psychische Belastung bedeuten kann. Dessen muss sich der Patient im Vorfeld bewusst sein, um im späteren Rehaprogramm Resignation und Stagnation zu vermeiden.[23, 24]

Generell muss in der Projektstartphase auch ein Projektplan erstellt werden. Für das Projekt zur Beseitigung eines bestehenden *Impingementsyndroms* im Schultergelenk bedeutet dies eine detaillierte Ausarbeitung von Trainings- und Ernährungsplan.[25]

Die konsequente Erfüllung dieser Projektpläne setzt ergebnisorientiertes Handeln mit den dafür nötigen Eigenschaften Motivation und Engagement voraus.[26]

Im weiteren Verlauf dieser Arbeit soll nun konkret auf den Ernährungsplan sowie die Übungsausführungen des Trainingsplans eingegangen werden.

5. Die Planungs- und Ausführungsphase

In der Planungs- und Ausführungsphase muss unter anderem eine Kostenplanung unter Einbezug von Kaufverträgen mit Händlern und Lieferanten vorgenommen werden. Diese Kosten beziehen sich auf die Beschaffung von für die Projektdurchführung nötigen Utensilien.[27, 28]

---

[21] Vgl. ebd., S. 128

[22] Vgl. ebd., S. 129

[23] Vgl. Zintz 2012

[24] Vgl. Holmann o.J.

[25] Vgl. Patzak & Rattay 2014, S. 155

[26] Vgl. ebd., S. 161 ff.

[27] Vgl. ebd., S. 208 ff.

Konkret bedeutet dies, dass für dieses Projekt eine Hantelbank mit Beintrainer, ein Latzug mit Ruderfunktion, ein Theraband, eine *Blackroll*, ein *Blackroll-Ball* sowie Kurzhanteln beschafft werden müssen. Eine Recherche bei dem Online Versandhändler *Amazon* zeigt, dass sich die Gesamtkosten für diese Fitnessartikel in einer ungefähren Preisspanne von 300,00 € bis 800,00 € bewegen. Je nach Qualität der Geräte kann der Gesamtpreis für diese Geräte jedoch auch höher liegen.[29, 30, 31, 32, 33, 34, 35, 36, 37]

Alternativ kann auch mit dem Beitrag für die Mitgliedschaft in einem Fitnessstudio geplant werden. Auf 12 Monate gerechnet, bewegt sich der Preis für eine solche Mitgliedschaft ungefähr zwischen 230,00 € und 600,00 €. Je nach Qualität sind jedoch auch höhere Beitragszahlungen möglich.[38, 39]

Um das im Rehatraining forcierte Muskelwachstum zu unterstützen und Entzündungsreaktionen zu vermeiden sollte die Ernährung mit *Kreatinmonohydrat, Glucosaminsulfat, Whey-Proteinpulver, Kieselsäure* und *Traumeel* ergänzt werden.

Bei *Kreatinmonohydrat* handelt es sich um einen Stoff, der natürlich in erhöhter Konzentration in Rindfleisch enthalten ist. Es verbessert die Nährstoffaufnahme von Muskeln was sich positiv auf die Regenerationsprozesse auswirkt und verhindert eine vorzeitige Übersäuerung der Muskulatur durch eine Optimierung der *ATP*-Produktion. Es sollten über einen Zeitraum von sechs bis acht Wochen täglich drei Gramm *Kreatinmonohydrat* mit warmem Wasser und Dextrose eingenommen werden. Da der Körper morgens am sensibelsten auf *Kreatinmonohydrat* reagiert, sollte für die Einnahme dieser Zeitpunkt gewählt werden. Während der *Kreatinkur* können vermehrt Magendarmbeschwerden auftreten. Sollten diese Beschwerden über einen längeren Zeitraum anhalten, ist die weitere Einnahme dieser Substanz mit dem behandelnden Arzt abzuklären.[40, 41]

---

[28] Vgl. ebd., S. 291 ff.

[29] Vgl. amazon 2016a

[30] Vgl. amazon 2016b

[31] Vgl. amazon 2016c

[32] Vgl. amazon 2016d

[33] Vgl. amazon 2016e

[34] Vgl. amazon 2016f

[35] Vgl. amazon 2016g

[36] Vgl. amazon 2016h

[37] Vgl. amazon 2016i

[38] Vgl. Schaller 2016

[39] Vgl. Hornung & Schrüfer 2013

[40] Vgl. Robson 2008

Glucosaminsulfat ist ein Mucopolysaccharid und natürlicher Bestandteil der Knorpelstruktur. Es verbessert die Versorgung des Knorpels mit Schwefel und besitzt antiinflammatorische Eigenschaften. Der Aminozucker wirkt darüber hinaus auch Gelenkdegenerationen entgegen und verbessert somit die Beweglichkeit im Gelenk. Um einen therapeutischen Effekt zu erzielen, sollte *Glucosaminsulfat* in einer Dosierung von täglich 1250 mg oral aufgenommen werden.[42, 43]

Whey-Protein ist ein Proteinpulver, das durch seine hohe Bioverfügbarkeit zeitnah vom Organismus aufgenommen werden kann. Damit der Körper im Zuge des Muskeltrainings in der Lage ist, die durch das Training entstehenden Mikrorisse zu regenerieren benötigt er täglich bis zu 1,7 Gramm Eiweiß pro Kilogramm Körpergewicht. Um den benötigten Eiweißbedarf während des Rehatrainings zu decken, bietet sich daher der ergänzende Konsum von *Eiweißshakes* an. Das *Whey-Protein-Pulver* wird zu diesem Zweck wahlweise in Wasser oder Milch gelöst.[44, 45]

Der wichtigste Bestandteil der *Kieselsäure* ist *Silizium*. Dieses chemische Element führt zu einer erhöhten Produktion von Kollagen im Organismus. Kollagen spielt bei der Regeneration von Sehnen eine wichtige Rolle und beschleunigt diesen Prozess. In Gelform sollte im Rahmen dieses Projekts 15 ml pro Tag eingenommen werden.[46, 47]

Bei *Traumeel* handelt es sich um ein homöopathisches Kombinationspräparat, dass *Hamamelis virginiana, Atropa belladonna, Echinacea, Achillea millefolium, Calendula officinalis, Echinacea purpurea, Matricaria recutita, Hepar sulfuris, Hypericum perforatum, Mercurius solubilis Hahnemanni, Bellis perennis, Aconitum napellus, Arnica montana* und *Symphytum officinale* enthält. Das Indikationsgebiet umfasst Prellungen, Schleimbeutelentzündungen und Verstauchungen, wodurch bei diesem Arzneimittel von einem entzündungshemmenden Potential ausgegangen werden kann. In Tablettenform sollte dreimal täglich eine Tablette oral eingenommen werden. Wie bei den meisten Homöopathika sollte man auch Traumeel langsam im Mund zergehen lassen, um eine optimale Wirkung zu gewährleisten.[48, 49, 50]

---

[41] Vgl. Likness 2009

[42] Vgl. Feil 2010

[43] Vgl. Hensel 2007

[44] Vgl. Elsen 2013

[45] Vgl. Arentson-Lantz et al. 2015, S. 755 ff.

[46] Vgl. Wienecke 2009

[47] Vgl. Beipackzettel Sikapur Kieselsäure-Gel www.sikapur.de/wp-content/uploads/sikapur_kieselsaeure-gel.pdf

[48] Vgl. Beipackzettel Traumeel s http://www.medpex.de/misc/showLeaflet.do?code=3515294

[49] Vgl. Anhang (Traumeel s-Broschüre)

[50] Vgl. Sockel 2011

Eine Recherche bei den Online Versandhändlern *medplex*, *foodspring* und *Weider* zeigt, dass sich die Gesamtkosten für diese Nahrungsergänzungs- und Arzneimittel auf ungefähr 120,00 € belaufen.[51, 52, 53, 54, 55] Dieser Betrag kann aufgrund von Qualitäts- und Preisschwankungen nur als Richtwert gelten. Des Weiteren wird dieser Wert auch durch die Verbrauchsmenge und den Zeitraum über den die jeweiligen Produkte eingenommen werden, beeinflusst.

Die Ernährung wird im Rahmen des Projektes zur Behandlung eines *Schulterimpingements*, also wie für die jeweiligen Produkte beschrieben, ergänzt.

Im weiteren Verlauf dieser Arbeit wird nun gezielt auf die jeweiligen Übungen des Rehatrainings eingegangen. Generell ist für jeden Tag das Training verschiedener Muskelgruppen vorgesehen.

Am *Trainingstag 1* werden folgende Übungen durchgeführt: *Dehnung der Hals- und Nackenmuskulatur, Dehnung der Brustmuskulatur, Schulterkreisen, Fasziendehnung und Deblockierung mit der Blackroll und Blackroll-Ball, Aktivierung von Rotatorenmanschette, Übungen mit dem Theraband, Bent over reverse flys, Latzug zur Brust, Außenrotation, Facepulls* und *Rudern.*

An diesem *Trainingstag* fokussiert sich der Patient auf die zur Beseitigung des Schulterimpingements nötige Kräftigung der überdehnten Rückenmuskulatur.[56]

Am *Trainingstag 2* werden folgende Übungen durchgeführt: *Dehnung der vorderen Oberschenkelmuskulatur, Dehnung der hinteren Oberschenkelmuskulatur, Beinstrecker* und *Beincurls.*

Auch wenn die Beinmuskulatur nicht in direktem Bezug zum Schultergelenk steht, so werden beim Training dieser Muskelgruppen jedoch die meisten Wachstumshormone im Körper produziert, was einen positiven Effekt auf das Muskelwachstum des gesamten Organismus hat.[57]

Vor jeder *Trainingseinheit* wird eine *Joggingeinheit* von 15 bis 20 Minuten durchgeführt, um die Körpertemperatur auf circa 39 Grad Celsius zu erhöhen damit beim anschließenden Krafttraining das Risiko von muskulären Verletzungen minimiert werden kann.[58]

---

[51] Vgl. Bülow-Bichler 2016a

[52] Vgl. Bülow-Bichler 2016b

[53] Vgl. Schrempp & Schüle 2016a

[54] Vgl. Schrempp & Schüle 2016b

[55] Vgl. Blume 2016

[56] Vgl. Cardinal o.J.

[57] Vgl. Bean 2008, S. 87

[58] Vgl. Schonegge o.J.

Die Ausführung der einzelnen Übungen wird nun in den folgenden Absätzen erklärt und durch eine Darstellung der Übungsausführung ergänzt.

5.1. Joggen

Das *Joggen* dient wie bereits erwähnt dem Aufwärmen der Muskulatur vor dem Krafttraining. Um Verschleißerscheinungen der Kniegelenke zu vermeiden, sollte der Vorderfußlauf forciert werden. Bei dieser Lauftechnik rollt man den Fuß beim Laufen nicht über die Ferse ab sondern generiert die nötige Kraft über den Vorderfuß durch Kontraktion von *M. triceps surae, M. gastrocnemius, M. soleus, M. plantaris, M. tibialis posterior, M. flexor hallucis longus* und *M. flexor digitorum longus.*[59, 60]

Generell sollte beim Laufen auf eine aufrechte Körperhaltung und eine Unterarmhaltung in Außenrotation (der Daumen der Hände ist der Medianlinie abgewandt) geachtet werden, um der im Rahmen des Impingementsyndroms bestehenden Innenrotation der Schulter entgegenzuwirken.[61]

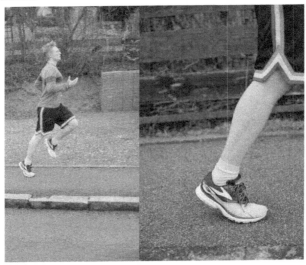

Abbildung 1: Joggen (Vorderfußlauf)

---

[59] Vgl. Schiebler 2004, S. 349

[60] Vgl. Baade 2014

[61] Vgl. Greene & Roberts 2015, S. 121 f.

5.2. Dehnung der Hals- und Nackenmuskulatur

Der Hals- und Nackenbereich bildet die Basis der muskulären Balance des Körpers. Verkürzungen in diesem Bereich begünstigen das Auftreten muskulärer Dysbalancen. Als erstes wird der obere Teil des *M. trapezius* gedehnt. Hierzu setzt man sich aufrecht auf eine Bank und hält sich mit der linken Hand seitlich an der Bank fest um, die linke Seite des oberen *M. trapezius* zu dehnen. Die rechte Hand führt nun eine passive *Lateralflexion* des Kopfes auf die rechte Seite aus. Nun dehnt man die linke Seite des oberen *M. trapezius* durch Spannungsaufbau in dieser Position für 40 bis 60 Sekunden. Zur Dehnung der rechten Seite des oberen *M. trapezius* wird der gleiche Bewegungsablauf spiegelverkehrt durchgeführt. Pro Seite wird diese Dehnung dreimal durchgeführt.[62]

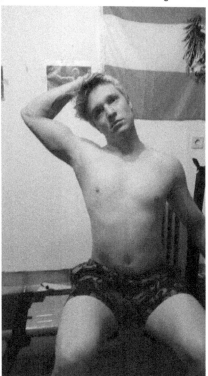

Abbildung 2: Dehnung des oberen M. trapezius

---

[62] Vgl. Hulse 2014

Als nächstes dehnt man den *M. scalenus*. Hierzu hält man sich mit der linken Hand vorne neben dem linken Knie an der Bank fest. Die rechte Hand setzt an der linken Seite der Stirn an und führt eine passive *Extension* des Kopfes in *Rotation* auf die rechte Seite durch. Nun dehnt man den linken *M. scalenus* durch Spannungsaufbau in dieser Position für 40 bis 60 Sekunden. Zur Dehnung des rechten *M. scalenus* wird der gleiche Bewegungsablauf spiegelverkehrt durchgeführt. Pro Seite wird diese Dehnung dreimal durchgeführt.[63]

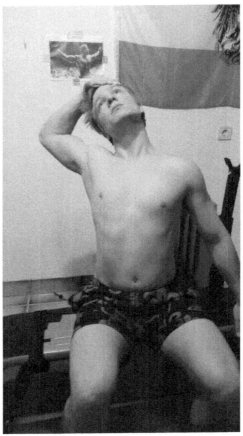

Abbildung 3: Dehnung des M. scalenus

Danach dehnt man den *M. levator scapulae*. Hierzu hält man sich mit der linken Hand vorne an der Bank neben dem linken Knie fest. Die rechte Hand setzt an der linken Seite

---

[63] Vgl. ebd.

des Hinterkopfes an und führt eine passive *Flexion* des Kopfes in *Rotation* auf die rechte Seite durch. Nun dehnt man den linken *M. levator scapulae* durch Spannungsaufbau in dieser Position für 40 bis 60 Sekunden. Zur Dehnung des rechten *M. levator scapulae* wird der gleiche Bewegungsablauf spiegelverkehrt durchgeführt. Pro Seite wird diese Dehnung dreimal durchgeführt.[64]

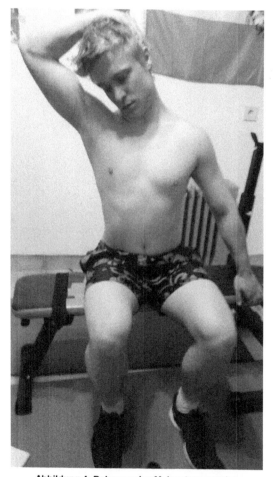

Abbildung 4: Dehnung des M. levator scapulae

---

[64] Vgl. ebd.

Als letztes dehnt man den *M. sternocleidomastoideus*. Hierzu hält man sich mit der linken Hand hinten an der Bank fest. Die rechte Hand setzt an der linken Seite des Kinns an und führt eine passive *Rotation* des Kopfes auf die rechte Seite durch. Nun dehnt man den linken M. *sternocleidomastoideus* durch Spannungsaufbau in dieser Position für 40 bis 60 Sekunden. Zur Dehnung des rechten *M. sternocleidomastoideus* wird der gleiche Bewegungsablauf spiegelverkehrt durchgeführt. Pro Seite wird diese Dehnung dreimal durchgeführt.[65]

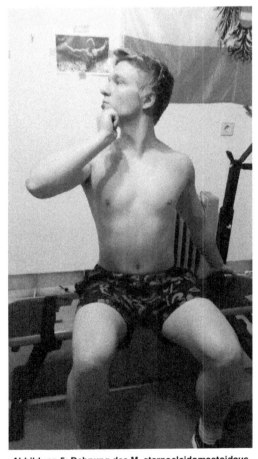

Abbildung 5: Dehnung des M. sternocleidomastoideus

---

[65] Vgl. ebd.

5.3. Dehnung der Brustmuskulatur

Wie bereits erwähnt, kommt es im Zuge der muskulären Dysbalancen zu einer Verkürzung der Brustmuskulatur.[66]

Um einer bestehenden Engesymptomatik im Schultergelenk entgegenzuwirken, ist es erforderlich, *M. pectoralis minor* und *M. pectoralis major* zu dehnen.[67]

Der *M. pectoralis minor* verläuft von der dritten, vierten und fünften Rippe zum *Processus coracoideus*. Um den kleinen Brustmuskel zu dehnen, wird das *Glenohumeralgelenk* an einer Säule oder Stange fixiert. Der Arm wird in einem Winkel von circa 150 Grad an der Säule oder Stange fixiert. Die Schulterblätter werden nach hinten unten gezogen um bei gleichzeitigem Spannungsaufbau eine Dehung im *M. pectoralis minor* herbeizuführen. Diese Dehungsposition wird für 40 bis 60 Sekunden gehalten und auf jeder Seite dreimal wiederholt.[68]

Der *M. pectoralis major* verläuft von *Sternum* und *Clavicula* zum Humeruskopf. Dieser Muskel zieht den Oberarmkopf nach *anterior* in Richtung der *Medianlinie* beim *Sternum*. Eine Verkürzung des *M. pectoralis major* führt zu einer pathologischen Innenrotation des Humeruskopfes. Um den großen Brustmuskel zu dehnen, wird das Glenohumeralgelenk an einer Säule oder Stange fixiert. Der Arm wird in einem Winkel von circa 90 Grad an der Säule oder Stange fixiert. Die Schulterblätter werden nach hinten unten gezogen um bei gleichzeitigem Spannungsaufbau eine Dehung im *M. pectoralis major* herbeizuführen. Diese Dehungsposition wird für 40 bis 60 Sekunden gehalten und auf jeder Seite dreimal wiederholt.[69]

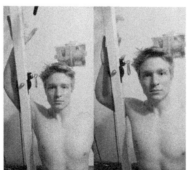

Abbildung 6: Dehnung des M. pectoralis minor und M. pectoralis major

---

[66] Vgl. Cardinal o.J.
[67] Vgl. Cavaliere 2015a
[68] Vgl. ebd.
[69] Vgl. ebd.

5.4. Schulterkreisen

Das Schulterkreisen in Innen- und Außenrotation dient dem Aufwärmen der Schultermuskulatur und erhöht die Beweglichkeit des *Glenohumeralgelenks*. Bei der Durchführung dieser Übung sorgt man für eine stabile Ausgangsposition, indem man einen etwa schulterbreiten Stand wählt und die Knie leicht beugt. Nun zieht man die Schulterblätter nach hinten unten zusammen und streckt die Brust nach vorn. In dieser Position führt man nun für circa drei Minuten kreisende Bewegungen der Arme in Innen- und Außenrotation aus.[70]

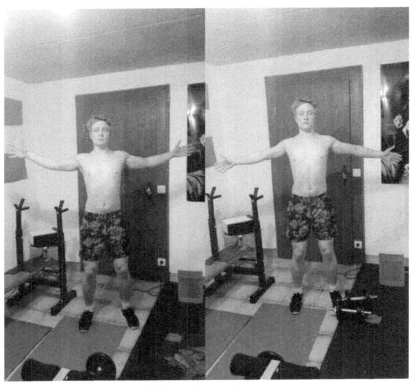

Abbildung 7: Schulterkreisen

---

[70] Vgl. Cavaliere 2015b

5.5. Deblockierung, Faszien- und Muskeldehnung mit der Blackroll und dem Blackroll-Ball

Durch die in Folge von Fehlhaltungen am Schreibtisch ausgelöste Hyperkyphose kann es neben dem Schulterimpingement auch zu Wirbelverschiebungen kommen, die die Behandlungsergebnisse dieses Rehatrainings zur Beseitigung eines Schulterimpingements stören.[71]

Faszien sind eine Weichteilkomponente der Bindegewebsstruktur, die das Muskel- und Organgewebe des Organismus umhüllen. Durch Fehlhaltungen, Bewegungsmangel und mangelnde Dehnung kann es zur Verkürzung und Verhärtung dieses kollagenreichen Spannungsnetzwerks kommen, woraus sich eine negative Beeinflussung von Bewegungsabläufen ergibt. Derartige pathologische Veränderungen der Faszien behindern die Behandlungsergebnisse dieses Rehaprogramms.[72]

Blackroll-Produkte wie die Blackroll selbst und der Blackroll-Ball sind aus Hartschaum bestehende Rollen, beziehungsweise Bälle zur Faszien- und Muskeldehnung.[73] Des Weiteren können auch blockierte Wirbelstrukturen durch Übungen mit Blackroll-Produkten deblockiert werden.[74]

Zur Faszien- und Muskeldehnung im Bereich des oberen Rückens legt man sich mit dem Rücken auf die Blackroll und winkelt die Beine an. Die Füße stehen auf dem Boden. Nun drückt man den oberen Rücken gegen die Blackroll und bearbeitet unter Druck den Bereich der Brustwirbelsäule. Hierbei bewegt man die Blackroll für circa drei Minuten wiederholt entlang der Brustwirbelsäule. Im Verlauf dieser Bewegungsausführung werden neben der Dehnung von Faszien und Muskeln auch bestehende Wirbelblockaden in diesem Bereich gelöst. Es sollte während der Übungsausführung auf eine Haltung des Kopfes in Verlängerung der Wirbelsäule geachtet werden. Die Haltung der Arme kann während der Übung individuell nach Belieben gewählt werden.[75]

---

[71] Vgl. Barnikow 2016

[72] Vgl. Stecco 2014, S. 8 f.

[73] Vgl. Rose 2015

[74] Vgl. Hackmann & Schneider 2015

[75] Vgl. ebd.

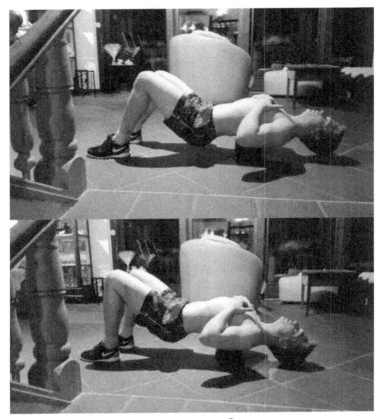

Abbildung 8: Blackroll-Übung

Zur Dehnung von Faszien und Muskeln im Bereich von Brust und Schulter positioniert man den *Blackroll-Ball* zwischen der vorderen Körperseite und einer Wand. Nun bearbeitet man in kreisenden Bewegungen den Bereich der Brust- und Schultermuskulatur. Es sollte während der gesamten Übung auf eine Außenrotation des Armes geachtet werden. Pro Seite sollte diese Übung jeweils für circa drei Minuten durchgeführt werden.[76]

---

[76] Vgl. Lingen 2015

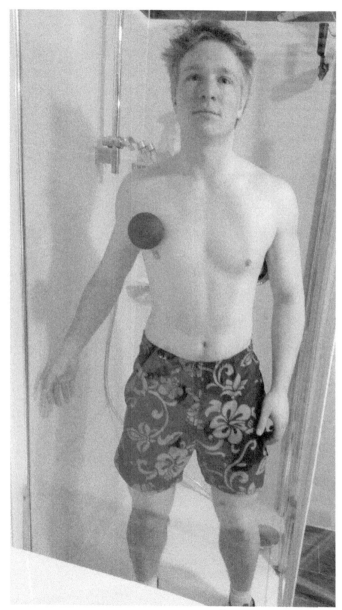

Abbildung 9: Blackroll-Ball Übung

5.6. Aktivierung der Rotatorenmanschette

Bei dieser Übung stellt man sich mit dem Rücken zur Wand und wählt einen etwa schulterbreiten Stand. Nun drückt man Ellenbogengelenk und die Handkatenseite, an der sich der Daumen befindet, in Neutralnullstellung gegen die Wand. Die Oberarme befinden sich in der Ausgangsposition bei etwa 80 bis 90 Grad. Nun bewegt man die Arme unter Druck an der Wand entlang nach oben, bis sich die rechte und linke Hand am Ende der Bewegung berühren. Man versucht dabei Handkante und Ellenbogen so lange wie es der Bewegungsablauf zulässt, entlang der Wand zu führen. Ab Beginn des letzten Viertels dieser Bewegung ist es physiologisch nicht mehr möglich, die Ellenbogen an der Wand zu führen. Man bewegt deshalb rechten und linken Ellenbogen in Innenrotation aufeinander zu. Nun führt man die Arme langsam und kotrolliert in die Ausgangsposition zurück. Dieser Bewegungsablauf sollte sechsmal wiederholt werden, um durch Kontraktion von M. *deltoideus posterior* und Rotatorenmanschette den Muskeltonus in diesem Gebiet zu erhöhen und diese Muskelgruppen so auf die folgenden Übungen vorzubereiten.[77]

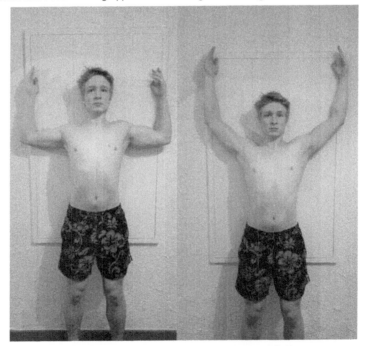

Abbildung 10: Aktivierung der Rotatorenmanschette

---

[77] Vgl. Cavaliere 2016

5.7. Übungen mit dem Theraband

Bei der ersten Übung mit dem Theraband sorgt man durch einen etwa schulterbreiten Stand für eine stabile Ausgangsposition. Die Schulterblätter werden nach hinten unten gezogen. Nun hält man das Theraband etwa schulterbreit mit ausgestreckten Armen vor dem Körper. Die Daumen zeigen dabei zueinander. Man führt nun eine Außenrotation der Arme durch, bis diese eine etwa horizontale Linie ergeben und die Daumen nach hinten zeigen. Nun führt man eine Innenrotation der Arme durch und bringt diese zurück in die Ausgangsposition. Der gesamte Bewegungsablauf sollte langsam und kontrolliert durchgeführt werden, um eine muskuläre Beanspruchung der Rotatorenmanschette sowie der hinteren Schulter zu gewährleisten. Bei dieser Übung werden 3 mal 12-15 Wiederholungen durchgeführt.[78]

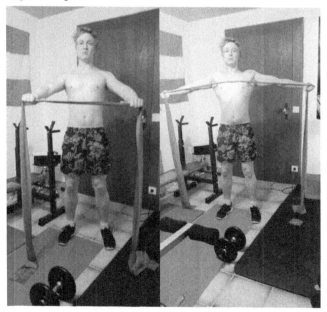

Abbildung 11: Therabandübung 1

Bei der zweiten Übung hält man das Theraband in doppelter Schulterbreite mit ausgestrecken Armen vor dem Körper. Die Körperhaltung entspricht, was Stand und

---

[78] Vgl. Cavaliere 2014a

Schulterposition betrifft, der vorherigen Übung. Auch hier wird wieder eine Bewegung in Außenrotation durchgeführt. Bei dieser Übung führt man das Band jedoch bei gleichbleibender Muskelkontraktion über den Kopf und führt die Bewegung fort, bis das Band fast den unteren Rücken berührt. Nun führt man das Band langsam über den Kopf wieder zurück in die Ausgangsposition. Durch diese Übung wird die Beweglichkeit im Schultergelenk verbessert. Es werden *M. serratus*, *M. rhomboideus minor* und *M. rhomboideus major* beansprucht. Aufgrund eingeschränkter Beweglichkeit kann diese Übung anfänglich eventuell nicht in vollem Umfang durchgeführt werden. Bei dieser Übung werden 3 mal 12-15 Wiederholungen durchgeführt. [79]

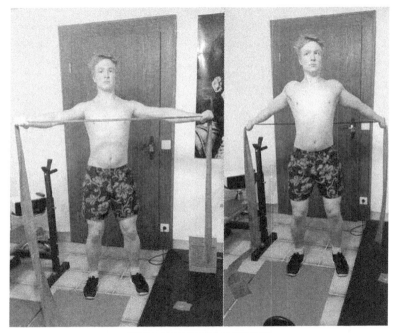

Abbildung 12: Therabandübung 2

5.8. Bent over reverse flys

Bei den *Bent over reverse flys* wird der *M. deltoideus posterior* isoliert mit Kurzhanteln trainiert. Man nimmt zur Durchführung dieser Übung eine etwa schulterbreite

---

[79] Vgl. Cavaliere 2015b

Standposition ein und hält in jeder Hand eine Kurzhantel. Die Knie werden leicht gebeugt und der Oberkörper wird in einem Winkel von circa 90 bis 100 Grad gebeugt. Die Schulterblätter werden nach hinten unten gezogen, um der Hyperkyphose der Brustwirbelsäule entgegenzuwirken. Die Arme hängen in dieser Position nach unten und bilden mit dem Oberkörper einen rechten Winkel. Die Daumen zeigen nach vorne. Nun führen die Arme unter Kontraktion des M. deltoideus posterior eine Bewegung in Richtung Decke aus, bis sie zusammen mit dem oberen Rücken eine horizontale Linie ergeben. Im Verlauf dieser Bewegung werden die Daumen nach Innen rotiert. Unter gleichbleibender Muskelkontraktion werden die Arme wieder zurück in die Ausgangsposition geführt. Bei dieser Übung werden 3 mal 12-15 Wiederholungen durchgeführt.[80]

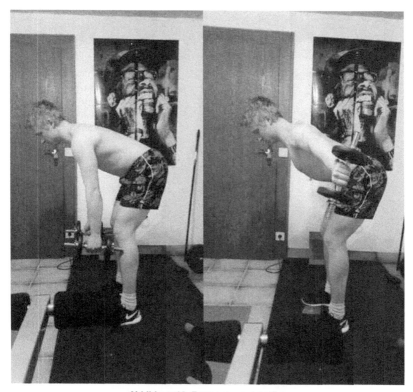

Abbildung 13: Bent over reverse flys

---

[80] Vgl. White 2015

5.9. Latzug zur Brust

Bei dieser Übung werden hauptsächlich *M. trapezius pars ascendens*, *M. teres major*, *M. latissimus dorsi*, *M. rhomboideus major* und *M. rhomboideus minor* trainiert.[81] Zur Durchführung dieser Übung setzt man sich an ein Latzuggerät, greift die Latzugstange etwas weiter als schulterbreit und sorgt für eine stabile Ausgangsposition, indem man mit den Beinen einen rechten Winkel bildet und die Oberschenkel in der dafür vorgesehenen Halterung stabilisiert. Nun zieht man die Schulterblätter nach hinten unten, um Spannung aufzubauen. Die Latzugstange wird nun in leichter Rücklage zum *Sternum* gezogen. Während der Übungsausführung sollten die Ellenbogen möglichst eng am Körper vorbeigeführt werden. Die Arme werden während der Übungsausführung nicht bewusst kontrahiert, sondern dienen als Verlängerung des Ellenbogengelenks das bewusst nach hinten unten gezogen wird. Kurz vor Berührung des *Sternums* wird die Latzugstange kontrolliert in die Ausgangsposition zurückgeführt. Bei dieser Übung werden 3 mal 12-15 Wiederholungen durchgeführt.[82]

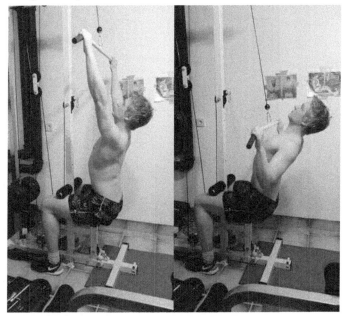

Abbildung 14: Latzug zur Brust

---

[81] Vgl. Schneider 2008
[82] Vgl. White 2014

27

5.10. Außenrotation

Bei dieser Übung werden die Muskeln der Rotatorenmanschette trainiert. Darüber hinaus wirkt diese Übung der Innenrotation des Oberarmkopfes entgegen. Zur Ausführung der Übung wird das Theraband an einer Türklinke o.ä. angebracht. Nun stellt man sich seitlich dem Befestigungspunkt des Therabandes gegenüber. In der Ausgangsposition wird ein etwa schulterbreiter Stand gewählt und die Schulterblätter werden nach hinten unten gezogen. Der Oberarm wird an die Körperseite angelegt. Oberarm und Unterarm bilden in etwa einen rechten Winkel. Aus dieser Position greift man das Theraband und führt dieses in Außenrotation vom Körper weg und kehrt am Ende der Bewegung wieder in die Ausgangsposition zurück. Der Oberarm bleibt während der gesamten Übung an der Körperseite angelegt. Der Bewegungsradius ist hierbei relativ gering. Pro Seite werden 3 mal 12-15 Wiederholungen durchgeführt.[83]

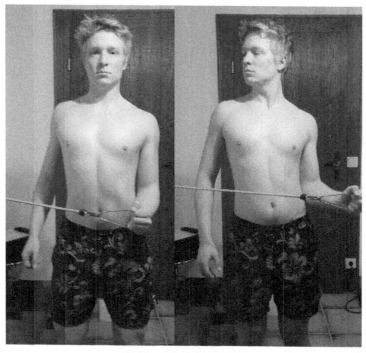

Abbildung 15: Außenrotation

---

[83] Vgl. Cavaliere 2015c

5.11. Facepulls

Bei dieser Übung wird der *M. deltoideus posterior* trainiert. Hierzu positioniert man eine Hantelbank vor einem Latzuggerät. An diesem bringt man an dem dafür vorgesehenen Karabiner ein Seil, Handtuch oder ein dafür vorgesehenes Zubehör an, das zur Durchführung dieser Übung geeignet ist (zur Erklärung der Übungsausführung wird in dieser Arbeit von einem Latzugseil ausgegangen). Man umfasst nun die Enden des Seils und setzt sich mit den Beinen im rechten Winkel auf die Bank um eine stabile Ausgangsposition zu gewährleisten. Nun werden die Schulterblätter nach hinten unten gezogen. Die Ellenbogen werden nach hinten unten in Halswirbelsäulenhöhe am Körper vorbeigeführt. Im Zuge dieser Bewegung kommt es zu einer Außenrotation des Humeruskopfs. Auch hier dienen die Arme wieder als eine Art Verlängerung der Ellenbogen. Befinden sich die Hände im Zuge dieser Bewegung auf Kopfhöhe, so kehrt man kontrolliert in die Ausgangsposition zurück. Bei dieser Übung werden 3 mal 12-15 Wiederholungen durchgeführt.[84]

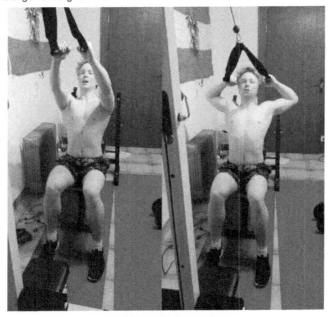

Abbildung 16: Facepulls

---

[84] Vgl. Cavaliere 2015d

5.12. Rudern am Kabelzug

Bei dieser Übung werden *M. trapezius pars ascendens*, *M. teres major*, *M. latissimus dorsi*, *M. rhomboideus major* und *M. rhomboideus minor* trainiert. An einem Latzug mit Ruderfunktion bringt man an dem dafür vorgesehenen Karabiner eine Latzugstange oder eine dafür vorgesehene Apparatur an (zur Erklärung der Übungsausführung wird in dieser Arbeit von einer Latzugstange ausgegangen). Man umfasst die Latzugstange weniger als Schulterbreit, beugt die Knie und richtet seinen Oberkörper in ungefähr 100 Grad zu den Beinen aus. In dieser Position zieht man die Schulterblätter nach hinten unten. Die Ellenbogen werden nun möglichst nah am Oberkörper vorbeigeführt bis die Latzugstange am Bauch angelangt ist. Nun kehrt man kontrolliert in die Ausgangsposition zurück. Bei dieser Übung werden 3 mal 12-15 Wiederholungen durchgeführt.[85]

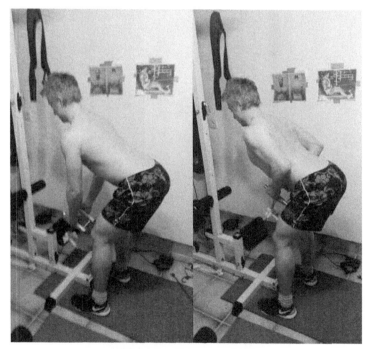

Abbildung 17: Rudern am Kabelzug

---

[85] Vgl. Cavaliere 2015e

5.13. Dehnung der vorderen Oberschenkelmuskulatur

Bei dieser Übung wird der *M. quadriceps femoris* gedehnt. Hierzu legt man sich seitlich auf den Boden und streckt das Bein, das sich auf der dem Boden zugewandten Seite befindet aus. Mit dem Arm der dem Boden zugewandten Körperseite stützt man sich ab, um für eine stabile Ausgangsposition zu sorgen. Nun umfasst man mit der freien Hand das dem Boden abgewandte Bein unterhalb des Sprunggelenks und führt eine passive Dehnung dieses Beins in maximaler *Flexion* durch. Während der gesamten Übung sollte darauf geachtet werden, die *lumbale Extension* zu minimieren. Für die Dehnung des *M. quadriceps femoris* des anderen Beines wird die Übung spiegelverkehrt durchgeführt. Diese Dehnung wird für beide Beine jeweils dreimal für 40-60 Sekunden durchgeführt.[86]

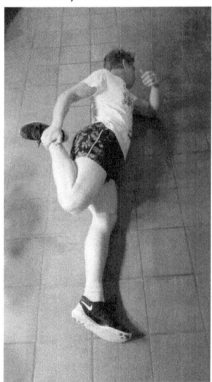

Abbildung 18: Dehnung der vorderen Oberschenkelmuskulatur

---

[86] Vgl. Cavaliere 2014b

5.14. Dehnung der hinteren Oberschenkelmuskulatur

Bei dieser Übung wird der *M. biceps femoris* gedehnt. Hierzu legt man sich mit dem Rücken flach auf den Boden und umfasst das zu dehnende Bein mit beiden Händen unterhalb der Kniekehle. Nun wird der *M. biceps femoris* passiv gedehnt, indem man das Bein in Richtung des Oberkörpers zieht. Sowohl das am Boden liegende Bein als auch das Bein das gedehnt wird, sollte während der gesamten Übung nahezu gestreckt sein. Der Kopf sollte sich in Verlängerung der Wirbelsäule befinden. Diese Dehnung wird für beide Beine jeweils dreimal für 40-60 Sekunden durchgeführt.[87]

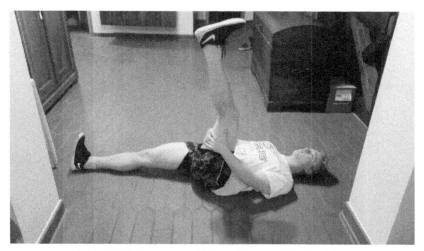

Abbildung 19: Dehnung der hinteren Oberschenkelmuskulatur

5.15. Beinstrecker

Bei dieser Übung werden *M. quadriceps femoris* und *M. sartorius* trainiert. Zur Ausführung dieser Übung setzt man sich in aufrechter Haltung auf eine Hantelbank mit Beintrainer oder in eine spezielle Beinstreckmaschine. Nun positioniert man seine Füße hinter die dafür vorgesehenen Fußpolster und führt eine *Extensionsbewegung* aus bis die Beine

---

[87] Vgl. Juhle o.J.

gestreckt sind. Nach der Muskelkontraktion kehrt man kontrolliert in die Ausgangsposition zurück. Bei dieser Übung werden 3 mal 12-15 Wiederholungen durchgeführt. [88, 89]

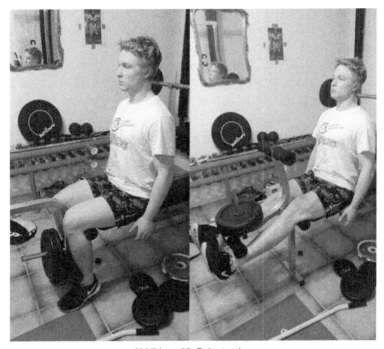

Abbildung 20: Beinstrecker

5.16. Beincurls

Bei dieser Übung werden *M. biceps femoris*, *M. semitendinosus* und *M. semimembranosus trainiert.* Zur Ausführung dieser Übung legt man sich mit dem Bauch auf eine Hantelbank mit Beintrainer oder in eine spezielle Beincurlmaschine. Nun positioniert man seine Füße unter die dafür vorgesehenen Fußpolster und führt eine Flexionsbewegung der Beine in Richtung des Oberkörpers aus. Befinden sich die Beine am Ende der Bewegung in einem Winkel von circa 90 Grad, so werden sie kontrolliert in

---

[88] Vgl. Costa 2014

[89] Vgl. Herman 2009

die Ausgangsposition zurückgeführt. Bei dieser Übung werden 3 mal 12-15 Wiederholungen durchgeführt.[90, 91]

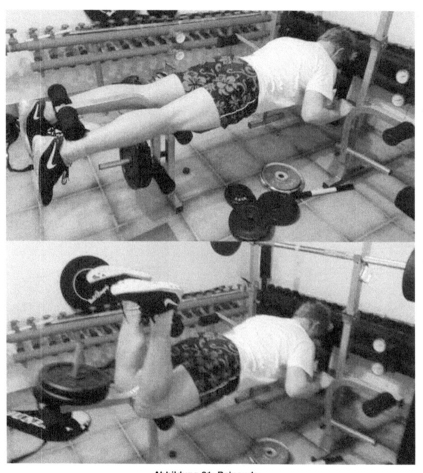

Abbildung 21: Beincurls

---

[90] Vgl. Herman 2013

[91] Vgl. Costa 2014

6. Die Projektkoordinations- und Änderungsphase

In dieser Phase wird ein Vergleich von Soll- und Istzustand forciert. Es werden mögliche Abweichungen, die im Zusammenhang dieser Thematik bestehen, auf deren Ursächlichkeit hin untersucht. Auf Basis dieser Analyse ergeben sich dann die dementsprechenden Konsequenzen.[92]

Bei dem Projekt zur Beseitigung des *Schulterimpingements* wird also eruiert, inwieweit der durch das Rehatraining erreichte Fortschritt den Erwartungen des Patienten entspricht.

Es wird analysiert, in welchem Umfang *Ernährungs- und Trainingsplan* konfiguriert werden müssen.

7. Die Abschlussphase

In der Abschlussphase wird ein passendes Ende für die Einstellung des Projekts ausgewählt.[93] Im Falle des beschriebenen Projekts ist hierbei zu klären, inwieweit die Trainingsroutine einen festen Bestandteil im Tagesablauf des Patienten eingenommen hat. Hat sich das Trainingsprogramm nach Einschätzung des Patienten zur Beseitigung seines *Schulterimpingements* bewährt und eine generelle Steigerung der Lebensqualität begünstigt, so wird keine Einstellung des Projekts erfolgen. Ist der Patient hingegen mit dem Ergebnis des Projekts unzufrieden, werden mangelnde Motivation und Resignation zur Einstellung des Projekts führen. Im Falle des Projekts zur Beseitigung eines *Schulterimpingements* ist somit keine genaue Definition eines Zeitpunkts möglich, der das Projektende markiert.

Sollte sich ein aufgrund der individuellen Parameter nicht definierbares Ende des Projekts einstellen, so werden die durch das Projekt generierten Daten ausgewertet.[94]

Es wird auf Basis dieser Daten eine Liste noch zu bearbeitender Punkte erstellt.[95]

Konkret bedeutet das für dieses Projekt, dass die Veränderung von *Impingementproblemtaik* und Lebensqualität individuell durch den Patienten bewertet werden und dementsprechend eine individuelle Konfiguration des Projekts stattfindet.

---

[92] Vgl. Patzak & Rattay 2014, S. 424 ff.

[93] Vgl. ebd., S. 484 ff.

[94] Vgl. ebd., S. 491 ff.

[95] Vgl. ebd., S. 495 ff.

8. Fazit/Ausblick

Betrachtet man die gesellschaftlichen Entwicklungen, so lässt sich beobachten, dass zunehmend mehr Menschen einer Tätigkeit nachgehen, bei der sie ihre Arbeitsaufgaben vor einem Computer erledigen. So verbringen nach Angaben des *Statistischen Bundesamts* im Jahr 2006 68 Prozent der Berufstätigen im Alter von 25 bis 54 Jahren zumindest einen Teil ihrer Arbeitszeit vor einem Computer. Für 21 Millionen Deutsche nimmt die Arbeit am Computer den Großteil ihrer Arbeitszeit in Anspruch.[96]

Im Zuge dieser Entwicklungen wird es zum vermehrten Aufkommen von muskulären Dysbalancen infolge von dauerhaften Fehlhaltungen der Wirbelsäule in der Bevölkerung kommen, wodurch auch die Zahl der Menschen mit *Schulterimpingement* steigen wird.[97]

Daher gewinnt eine aktive Behandlung dieses Krankheitsbildes durch den Patienten selbst zunehmend an Bedeutung.

Das in dieser Arbeit beschriebene System zur Selbsttherapie kann Patienten mit einer derartigen Schulterproblematik eine strukturierte Vorgehensweise zur Linderung ihrer Beschwerden aufzeigen und so zur Verbesserung der Volksgesundheit beitragen.

---

[96] Vgl. Rais 2007

[97] Vgl. Dühmke o.J.

9. Literaturverzeichnis

amazon (2016a) Uncle Sam Hantelbank Tampa 100, schwarz/gelb, USF200DV. URL http://www.amazon.de/Uncle-Sam-Hantelbank-schwarz-USF200DV/dp/B00AFPLRZW/ref=sr_1_1?ie=UTF8&qid=1456656681&sr=8-1&keywords=Uncle+Sam+bank+fitness (abgerufen am 09.03.16)

amazon (2016b) vidaXL Latzug Station Latzugturm und Rudergerät. URL http://www.amazon.de/vidaXL-Latzug-Station-Latzugturm-Ruderger%C3%A4t/dp/B008R543YE/ref=sr_1_5?ie=UTF8&qid=1456656793&sr=8-5&keywords=Latzug+ger%C3%A4t+ruder (abgerufen am 09.03.16)

amazon (2016c) Theraband Hudora Fitnessbänder, 2er Set, 150 × 15 cm. URL http://www.amazon.de/Hudora-Fitnessb%C3%A4nder-2er-Set-150/dp/B000R6Q4VQ/ref=sr_1_1?s=sports&ie=UTF8&qid=1456656833&sr=1-1&keywords= (abgerufen am 09.03.16)

amazon (2016d) Gorilla Sports Hantelset mit Kunststoffüberzug, 20 Kg, 10000075. URL http://www.amazon.de/Gorilla-Sports-Hantelset-Kunststoff%C3%BCberzug-10000075/dp/B001QQKOGM/ref=sr_1_1?s=sports&ie=UTF8&qid=1456656863&sr=1-1&keywords=Kurzhanteln (abgerufen am 09.03.16)

amazon (2016e) Finnlo Latzug-Station Multi-Lat-Tower, 3877. URL http://www.amazon.de/Finnlo-3877-Latzug-Station-Multi-Lat-Tower/dp/B00F35J9TK/ref=sr_1_1?ie=UTF8&qid=1456657134&sr=8-1&keywords=finnlo+latzug (abgerufen am 09.03.16)

amazon (2016f) Kettler Kurzhantel-Set Guss ca. 10kg. URL http://www.amazon.de/Kettler-Kurzhantel-Set-Guss-10-kg/dp/B000TJA8WM/ref=sr_1_10?s=sports&ie=UTF8&qid=1456657462&sr=1-10&keywords= (abgerufen am 09.03.16)

amazon (2016g) Kettler Hantelbank Axos Weight Bench, Grau/Schwarz. URL http://www.amazon.de/Kettler-Hantelbank-Weight-Schwarz-07629-900/dp/B00V3CJ21M/ref=sr_1_1?s=sports&ie=UTF8&qid=1456657371&sr=1-1&keywords=Hantelbank (abgerufen am 09.03.16)

amazon (2016h) Blackroll Orange (Das Original) Selbstmassagerolle inkl. Übungs-DVD und Übungs-Poster. URL http://www.amazon.de/Blackroll-Original-Selbstmassagerolle-%C3%9Cbungs-DVD-%C3%9Cbungs-Poster/dp/B004E2TDHQ/ref=sr_1_1?ie=UTF8&qid=1456739747&sr=8-1&keywords=Blackroll (abgerufen am 09.03.16)

amazon (2016i) Blackroll+ball Blackroll Selbstmassagerolle Ball 08 cm, Schwarz, BRBBBK08SACC. URL http://www.amazon.de/Blackroll-Selbstmassagerolle-Ball-Schwarz-BRBBBK08SACC/dp/B00EQ4PZHY/ref=sr_1_1?ie=UTF8&qid=1457538897&sr=8-1&keywords=Blackroll+ball+Blackroll (abgerufen am 09.03.16)

Arentson-Lantz, E., Clairmont, S., Paddon-Jones, D., Tremblay, A. und Elango, R. (2015) Protein: A nutrient in focus. Applied Physiology, Nutrition and Metabolism. 40(8), S. 755-761.

Baade, M. (2014) Die richtige Lauftechnik - Vorfuß / Mittelfuß [gelenk- und rückenschonend]. URL https://www.youtube.com/watch?v=tFeevFhxZ3k (abgerufen am 09.03.16)

Barnikow, K. (2016) Hyperkyphose-Deformierende Erkrankungen. URL http://wirbelsaeule-charite.de/spine_treatment/hyperkyphose/ (abgerufen am 09.03.16)

Bean, A. (2008) The Complete Guide to Strength Training. 4. Aufl. London. Bloomsbury Publishing Plc.

Blume, M. (2016) Weider Glucosamine + Chondroitin. URL http://www.weidershop.de/Global-Line/Weider-Glucosamine-Chondroitin.html?listtype=search&searchparam=Glucosamin (abgerufen am 09.03.16)

Bülow-Bichler, C. (2016a) SIKAPUR Liquidum. URL http://www.medpex.de/staerkung-haut-haare-naegel/sikapur-liquidum-p1587361?q=Kiesels%E4ure&pn=1&fs=95.58&fp=3&fop=3 (abgerufen am 09.03.16)

Bülow-Bichler, C. (2016b) TRAUMEEL S Tabletten. URL http://www.medpex.de/gelenke-muskeln-gelenke/traumeel-s-tabletten-p3515294?q=Traumeel&pn=1&fs=98.02&fp=9&fop=9 (abgerufen am 09.03.16)

Cardinal, D. (o.J.) Muskuläre Dysbalancen. URL https://www.tk.de/tk/aufbau-und-funktion/muskulatur/dysbalance/148142 (abgerufen am 09.03.16)

Cavaliere, J. (2014a) How to Fix Your Posture (NO MORE ROUNDED SHOULDERS!). URL https://www.youtube.com/watch?v=l2VQ_WZ8Bto (abgerufen am 09.03.16)

Cavaliere, J. (2014b) How to REALLLLY Stretch Your Quads (Best Static Quad Stretch!). URL https://www.youtube.com/watch?v=2hKbghN2fUE (abgerufen am 09.03.16)

Cavaliere, J. (2015a) How to Stretch Your Chest (AND HOW NOT TO!). URL https://www.youtube.com/watch?v=SV7I1sfEmO0 (abgerufen am 09.03.16)

Cavaliere, J. (2015b) Quick Shoulder Mobility Drill (STRONGER BENCH PRESS!). URL https://www.youtube.com/watch?v=2GG4Qi5whnA (abgerufen am 09.03.16)

Cavaliere, J. (2015c) Top 3 Rotator Cuff Exercise Mistakes (FIX YOUR SHOULDER PAIN!). URL https://www.youtube.com/watch?v=U1hIHwLsiq8 (abgerufen am 09.03.16)

Cavaliere, J. (2015d) Upper Back and Trap Thickness (2 KEY EXERCISES!). URL https://www.youtube.com/watch?v=vFR8ClayjsY (abgerufen am 09.03.16)

Cavaliere, J. (2015e) Back Rows - Cables, Barbell or Dumbbells (2 BEST TIPS!). URL https://www.youtube.com/watch?v=rnnZr62A94s (abgerufen am 09.03.16)

Cavaliere, J. (2016) Shoulder Pain and Popping (SHORT & LONG TERM FIX!). URL https://www.youtube.com/watch?v=zsmeXwHu6W0 (abgerufen am 09.03.16)

Clever, U. (2006) Wann Kälte-, wann Wärmetherapie? URL https://www.aerztekammer-bw.de/20buerger/30patientenratgeber/g_m/kaeltetherapie.html (abgerufen am 09.03.16)

Costa, J. (2014) Muskeln des Beckens und des Oberschenkels - Anatomie des Menschen I Kenhub. URL https://www.youtube.com/watch?v=IY8mi70qA8w (abgerufen am 09.03.16)

Dühmke, R. (o.J.) Mausarm und Schulterschmerzen – Was tun? URL http://www.arbeitstipps.de/mausarm-und-schulterschmerzen-was-tun.html#.VtFvKdAvyJ9 (abgerufen am 09.03.16)

Elsen, M. (2013) Whey Protein: Supplement für Muskelaufbau und Fettverbrennung URL http://www.profiteerfitness.com/whey-protein-supplement-fur-muskelaufbau-und-fettverbrennung/ (abgerufen am 09.03.16)

Feil, W. (2010) Die 4 starken Pfeiler bei Arthrose – Pfeiler 2-3 Chondroitin und Glucosamin URL http://www.dr-feil.com/arthrose/chondroitin-glucosamin.html (abgerufen am 09.03.16)

Greene, D. P. und Roberts L. (2015) Kinesiology: Movement in the Context of Activity. 3. Aufl. St. Louis Missouri. Elsevier Verlag.

Hackmann, T. und Schneider, R. (2015) Brustwirbelsäule - Körperhaltung - BWS Blockade —TURTLEPANZER. URL https://www.youtube.com/watch?v=ClvaALiJaPs (abgerufen am 09.03.16)

Hedtmann, A. und Heers, G. (2006) Klinische und radiologische Untersuchungen der Schulter. In: Orthopädie und Unfallchirurgie. 1. Aufl. Hamburg. up2date. S. 271-302.

Hensel, A. (2007) Verwendung von Glucosamin und dessen Verbindungen in Nahrungsergänzungsmitteln. URL http://www.bfr.bund.de/cm/343/verwendung_von_glucosamin_und_dessen_verbindungen_in_nahrungsergaenzungsmitteln.pdf (abgerufen am 09.03.16)

Herman, S. (2009) How To: Leg Extension (Cybex). URL https://www.youtube.com/watch?v=YyvSfVjQeL0 (abgerufen am 09.03.16)

Herman, S. (2013) How To: Dumbbell Hamstring Curl. URL https://www.youtube.com/watch?v=xSjmKTf4QbA (abgerufen am 09.03.16)

Hirt, H. (o.J.) Impingement Schulter & Therapie I Schulterzentrum - Anatomie und Beschwerdeursache. URL http://www.schulter-zentrum.de/subacromiales-impingement.html (abgerufen am 09.03.16)

Holmann, P. (o.J.) Schultern. URL http://www.chiropraktik-holmann.de/schultern.html (abgerufen am 09.03.16)

Hornung, S. und Schrüfer, A. (2013) Stiftung Warentest Teure Fitnessclubs schneiden am besten ab. URL http://www.t-online.de/lifestyle/besser-leben/testberichte/id_67140028/stiftung-warentest-fitnessstudios-werden-geprueft.html (abgerufen am 09.03.16)

Hulse, E. (2014) 4 Critical Stretches that Cure Your Worst Imbalances. URL https://www.youtube.com/watch?v=Hxar8p0WcIM (abgerufen am 09.03.16)

Juhle, P. (o.J.) Dehnübungen hinterer Oberschenkel - Im Liegen den Bein Beuger dehnen. URL http://www.juhle.de/dehnuebungen/beinrueckseite.html (abgerufen am 09.03.16)

Likness, J. (2009) Einmal im Überblick - Alles über Kreatin. URL http://www.team-andro.com/alles-ueber-kreatin.html (abgerufen am 09.03.16)

Lingen, J. (2015) Pectoralis major Schmerzen & Triggerpunkte selber behandeln. URL https://www.youtube.com/watch?v=eYJpqDv6ilM (abgerufen am 09.03.16)

Magee, D. J., Zachazewski, J. E. und Quillen, W. S. (2008) Pathology and Intervention in Musculoskeletal Rehabilitation. 1. Aufl. Missouri St. Louis. Saunders Elsevier.

Manaster, B. J. und Crim, J. (2015) Imaging Anatomy: Musculoskeletal. 2. Aufl. Philadelphia. Amirsys Elsevier.

Niethard, F. U., Heller, K. D., Weber, M., Gay, B., Gusta, M., Gusta, P., Hanns, W., Birnbaum, K., Brandenburg, A. und Miltner O. (2005) Orthopädie compact – Alles für Station und Facharztprüfung. Aufl. 1. Stuttgart. Georg Thieme Verlag.

Nonnenmacher, A. (2014) Diclofenac. URL http://symptomat.de/Diclofenac (abgerufen am 09.03.16)

Patzak, G. und Rattay, G. (2014) Projektmanagement: Leitfaden zum Management von Projekten, Projektportfolios und projektorientierten Unternehmen. Aufl. 6. Wien. Linde international.

41

Rais, M. (2007) Bildschirmtätigkeit - Harte Arbeit für die Augen. URL http://www.pharmazeutische-zeitung.de/index.php?id=3626 (abgerufen am 09.03.16)

Robson, D. (2008) Kreatin – wissenschaftliche Studien bestätigen seine Wirkung. URL http://www.team-andro.com/kreatin-wissenschaftliche-studien-bestaetigen-seine-wirkung.html (abgerufen am 09.03.16)

Rose, M. (2015) Training fürs Bindegewebe: Voll von der Rolle. URL http://www.spiegel.de/gesundheit/ernaehrung/faszien-massage-blackroll-stimuliert-das-bindegewebe-a-1017161.html (abgerufen am 09.03.16)

Schaller, R. (2016) Preis und Vertrag. URL https://www.mcfit.com/de/preise-und-vertrag.html (abgerufen am 09.03.16)

Scheufler, S. (2015) Was hinter Schulterschmerzen steckt - Probleme in der Schulter können viele Ursachen haben. Wie der Arzt den Auslösern auf die Spur kommt. URL http://www.apotheken-umschau.de/Ruecken/Was-hinter-Schulterschmerzen-steckt-500587.html (abgerufen am 09.03.16)

Schiebler, T. H. (2004) Anatomie: Histologie, Entwicklungsgeschichte, makroskopische und mikroskopische Anatomie, Topographie. Aufl. 9. Berlin Heidelberg. Springer Verlag.

Schneider, P. (2008) Rücken, Arme, Schultern: Latziehen zur Brust. URL http://www.menshealth.de/artikel/latziehen-zur-brust.82875.html (abgerufen am 09.03.16)

Schneider, P. M. (2015) Schulterbeschwerden: Schmerzen in der Schulter? URL http://www.menshealth.de/artikel/schmerzen-in-der-schulter.244626.html (abgerufen am 09.03.16)

Schonegge, H. (o.J.) Warm-up Richtig aufwärmen vor dem Sport Kaltstarts sind gefährlich. Doch zu viel Warm-up kann eine gute Performance beim Sport auch boykottieren. Die Dosis macht's! URL http://www.fitforfun.de/sport/fitness-studio/warm-up-richtig-aufwaermen-vor-dem-sport_aid_14161.html (abgerufen am 09.03.16)

Schrempp, P. und Schüle, T. (2016a) Whey Protein. URL https://www.foodspring.de/whey-protein#welcome (abgerufen am 09.03.16)

Schrempp, P. und Schüle, T. (2016b) Creatine Pulver. URL https://www.foodspring.de/creatine-pulver#welcome (abgerufen am 09.03.16)

Siegler, B., Bredehöft, A., Schorr, I., Strahler, D. und Petrich, P. (2014) Die Schulter - sehr beweglich, aber anfällig. URL https://www.klinikum-nuernberg.de/DE/ueber_uns/Fachabteilungen_KN/zentren/sport_und_bewegung/leistungen/_docs_pics/op_schulter.html (abgerufen am 09.03.16)

Sockel, M. (2011) Häufige Fragen zur Einnahme von Homöopathika. URL http://www.pflueger.de/homoeopathische-komplexmittel-von-pflueger/wissenswertes-zur-homoeopathie/haeufige-fragen.html (abgerufen am 09.03.16)

Stecco, C. (2014) Functional Atlas of the Human Fascial System. Aufl. 1. London. Churchill Livingstone Elsevier.

White, H. (2014) Beginners Pull Ups - How to Pull Up with 3 Easy Exercises. URL https://www.youtube.com/watch?v=HFzrFHqszQM (abgerufen am 09.03.16)

White, H. (2015) How To Perform Bent Over Reverse Flys - Exercise Tutorial. URL https://www.youtube.com/watch?v=4Xr7bKE_fxE (abgerufen am 09.03.16)

Wienecke, E. (2009) Sport und Aminosäuren Aminosäuren, der Garant für Leitung und Schutz vor Verletzungen. URL http://www.medicalsportsnetwork.com/archive/627364/Sport-und-Aminosaeuren.html (abgerufen am 09.03.16)

Zintz, K. (2012) Schulterprobleme - Kranke Schulter braucht Geduld. URL http://www.stuttgarter-zeitung.de/inhalt.schulterprobleme-kranke-schulter-braucht-geduld.520c9510-edd8-431a-af22-b2e8390709ff.html (abgerufen am 09.03.16)

10. Anhang

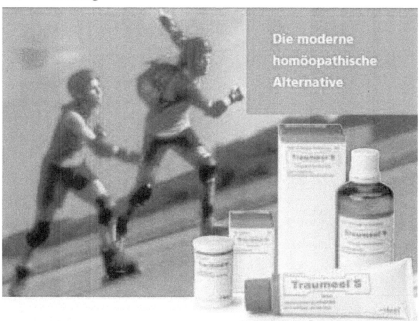

Anhang: Traumeel s-Broschüre

BEI GRIN MACHT SICH IHR WISSEN BEZAHLT

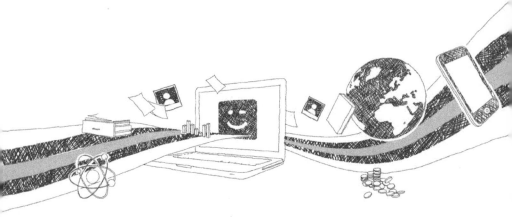

- Wir veröffentlichen Ihre Hausarbeit,
  Bachelor- und Masterarbeit

- Ihr eigenes eBook und Buch -
  weltweit in allen wichtigen Shops

- Verdienen Sie an jedem Verkauf

Jetzt bei www.GRIN.com hochladen
und kostenlos publizieren